OBSERVATIONS

DE DEUX

SOURDES ET MUETTES

Qui entendent et qui parlent.

OBSERVATIONS

DE DEUX

SOURDES

ET

MUETTES

Qui entendent et qui parlent, pour servir de preuve que beaucoup de Sourds peuvent jouir du même bienfait.

QUATRIÈME MÉMOIRE
Relatif aux Maladies de l'Oreille.

Par DELEAU jeune, Docteur en Médecine de la Faculté de Paris ; Membre de la Société royale académique des Sciences de la même ville ; Associé de la Société d'Instruction médicale ; Membre correspondant des Sociétés royales de Médecine de Bordeaux et Metz ; des Sociétés Phylomatique de Verdun, et d'Agriculture, Sciences, Arts et Belles-Lettres de Châlons ; ex-Chirurgien au 4.ᵉ Régiment de Cuirassiers, etc.

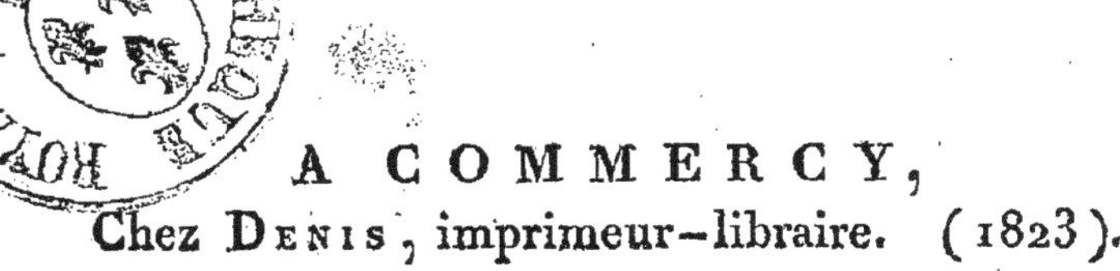

A COMMERCY,
Chez Denis, imprimeur-libraire. (1823).

OBSERVATIONS
DE DEUX
SOURDES ET MUETTES
Qui entendent et qui parlent.

Exposer succinctement ce que l'on a fait jusqu'à ce jour pour le soulagement des sourds et muets, citer quelques observations relatives à ceux de ces infortunés qui, dit-on, ont trouvé l'ouïe dans un âge déjà avancé ; rendre compte des moyens employés pour parvenir à développer et à perfectionner ce sens ; faire connaître nos diverses méthodes de traitement et leurs résultats : tel est le but que nous nous proposons d'atteindre, depuis que nous écrivons sur les maladies de l'oreille.

Nous nous sommes déjà beaucoup occupé de ce dernier objet dans nos mémoires précédens, et nous croyons avoir suffisamment rempli le devoir que nous nous étions imposé, (*) pour répondre à la confiance qui nous a été accordée. Nous avons fait plus, nous avons soumis une partie de nos travaux à l'Académie des Sciences, afin que le jugement impartial, d'arbitres aussi éclairés, mit le Public à même d'apprécier nos moyens de traitement.

(*) Voir le *Constitutionnel* du 14 novembre 1820, et le *Courrier Français*, du 15 du même mois.

INSTITUT DE FRANCE,

Académie royale des Sciences.

Le Secrétaire perpétuel de l'Académie pour les Sciences naturelles, certifie que ce qui suit est extrait du procès-verbal de la séance du lundi 9 décembre 1822.

Rapport sur deux mémoirés intitulés :

1.º L'art de sonder la trompe d'Eustache simplifié, avec l'exposé du développement de l'ouïe et de la parole chez une jeune sourde et muette.

2.º Description d'un Instrument inventé pour rétablir l'ouïe dans plusieurs cas de surdité.

Nous commencerons par le Mémoire ayant pour titre : L'*Art de sonder la trompe d'Eustache*, *méthode facile et peu douloureuse*, etc.

Le Cathétérisme de la trompe d'Eustache, qu'il vaut mieux appeler *Eustachi*, est une des grandes ressources qu'emploie le docteur DELEAU dans le traitement des diverses espèces de surdité, et s'il est loin de s'en attribuer l'invention, on ne peut guères lui en contester le perfectionnement.

La première idée de cette opération si délicate est due, à ce qu'on croit, à un maître de poste de Versailles, lequel profondément affligé de se voir sourd à l'âge de quarante-deux ans, s'appliqua à bien connaître l'organisation de l'oreille, ainsi que le mécanisme de l'audition, et s'avisa un jour de porter une petite sonde dans l'embouchure de la trompe d'Eustache et de s'injecter de l'eau tiède jusques dans l'oreille interne où il parvint, dit-on, à délayer un mucus épaissi et abondant qui l'obstruait, et dont l'issue et l'épuisement rétablirent la faculté d'entendre, qu'il avait perdue depuis plusieurs années.

Notre savant et honorable collègue, Mr Portal, a connu cet homme, si bien inspiré par la nécessité, il s'appelait *Guyot;* et quoiqu'on eut élevé dans le tems quelques doutes sur la cure ainsi que sur les moyens curatifs, on est convenu de citer l'habitant de Versailles toutes les fois qu'il s'agit d'une opération dont la Chirurgie ne tarda point à s'emparer, et qui aujourd'hui est devenue si familière à notre jeune docteur et à tous ceux qui comme lui se sont dévoués à la Médecine auriculaire.

Des chirurgiens étrangers essayèrent de s'approprier ce procédé, tout informe qu'il dût être entre les mains de son auteur dont on a peine à concevoir la réussite, puisqu'il dut sonder par la bouche et sans doute avec des instrumens bien imparfaits, qui furent bientôt corrigés par le chirurgien anglais Cléland, lequel, en imitant notre compatriote, employa une sonde flexible qu'il introduisit par la bouche, ce qui pourtant n'a jamais pu être avéré.

Douglas, autre chirurgien anglais, fit beaucoup d'essais avec des sondes soi-disant de son invention, et ne put publier que des succès équivoques.

WATHEN vint après , qui ne craignit pas de se vanter d'une foule de guérisons opérées par la nouvelle méthode qu'on négligea et abandonna bientôt malgré les prodiges que lui attribuaient ses partisans, tant il était difficile de procéder par la voie que tous avaient indiquée.

LOUIS fut curieux de s'assurer par lui-même si réellement cette voie était praticable, et après de nombreuses et inutiles tentatives sur des pauvres de la Salpétrière, il la proscrivit solennellement, ce qui engagea SABATIER à tenter sur le cadavre une suite d'expériences qui confirmèrent ce que Louis avait annoncé.

Mais DESAULT ayant reconnu le vice de la méthode, s'efforça de lui en substituer une meilleure, et ce fut lui qui nous apprit à sonder par la narine, ainsi que prétendirent l'avoir déjà fait quelques autres chirurgiens qui n'ont pu le prouver par des faits ni des témoignages assez authentiques.

Mr BOYER accueillit un des premiers l'heureuse amélioration proposée par Desault, et c'est à son adoption maintenant devenue générale, que le docteur SAISSY, habile dans toutes les branches de l'Art, doit dans celle de l'Acoustique, une grande partie des succès qui signalent sa brillante pratique.

Mais il faut l'avouer, c'est le docteur ITARD, médecin de l'Institution des sourds et muets, qui, au milieu des occasions journalières que lui procure ce poste, a le plus cultivé et exercé le Cathétérisme de la trompe d'Eustache, et Mr Deleau s'est plu dans son mémoiré à le nommer son premier guide, et à lui faire hommage de son heureux début dans la carrière, ainsi que des progrès qu'il y a faits; car le disciple est allé plus loin que le maître pour qui cette assertion ne peut être que glorieuse et satis-faisante. Notre jeune docteur ne s'est pas borné à sonder par la narine correspondante à l'oreille affectée; il est parvenu à sonder par la narine opposée, ce qui est extrêmement précieux dans le cas d'un Polype qui remplirait la première; dans celui d'une dévia-tion de la cloison nasale, ou lorsque les cornets du nez ont trop de développement.

Mr Deleau rapporte en détail la manière dont on procède le plus généralement dans le Cathétérisme dont il est question, et il ne refuse pas ses éloges à ceux qui le pratiquent ainsi. Mais sans trop s'enor-gueillir de sa supériorité, il prouve incontestable-ment qu'il fait mieux; en ce que les instrumens des autres sont nombreux, compliqués, non suscep-tibles de recevoir les formes qu'exige la diversité du cas, puisqu'ils sont de métal dur, tandis que les siens sont simples, flexibles et propres à se prêter à toutes les courbures qu'on a besoin de leur donner, à raison de l'angle plus ou moins évasé ou rentrant que forme la fosse nazale avec la trompe qui lui correspond; et c'est ce défaut de flexibilité qui cause le plus de tâtonnemens à l'opérateur, comme le plus de douleurs à l'opéré, et qui nuit le plus souvent à l'entrée de la sonde dans le canal, et par consé-quent à l'œuvre de l'abstersion.

Il ne faut à Mr Deleau qu'une petite sonde de

gomme élastique ouverte par les deux bouts, pourvue
à l'un d'eux d'un pavillon d'argent pour y attacher
un long fil de soie avec lequel on la retient en place,
en tirant ce fil autour de la tête et portant un man-
drin de fil de fer qu'on redresse et courbe à volonté.
Cette sonde préalablement enduite d'huile, et dont
le contact est incomparablement plus doux que celui
des sondes métalliques, étant introduite à l'aide de
manœuvres combinées selon la structure et la dispo-
sition anatomique des parties, on y adapte une
petite seringue et on injecte une liqueur dont les
propriétés varient selon la nature de l'engorgement;
tantôt c'est une eau tiède simplement délayante ou
détersive; tantôt c'est une infusion astringente ou
aromatique; quelquefois aussi l'auteur a recours aux
fumigations sèches ou humides, et même si on vou-
lait employer l'électricité, il propose de faire arriver
jusqu'à l'oreille interne des excitateurs appropriés.

Enfin, il parle de porter dans la trompe de petits
cylindres d'éponge préparée, pour la dilater en certains cas, et nous ne doutons pas qu'il n'y réussisse,
ainsi que dans le Cathétérisme par la narine opposée,
quoique nous ne lui ayons pas vu pratiquer; mais
l'un de nous ayant été témoin de l'adresse et de la
promptitude avec lesquels il l'exerce sur la narine
correspondante, nous répondrions qu'il s'en retire
aussi bien que sur l'autre, quand d'ailleurs aucun
vice de conformation, aucune altération pathologique
ne s'y opposent.

Au reste, M.ʳ Deleau, qui a fait d'excellentes études
classiques et médicales, qui est doué d'un jugement

sain, de beaucoup de sagacité et d'une dextérité manuelle peu commune, s'étant presque exclusivement consacré à la curation de la surdité, et des autres affections de l'organe auditif, ne pouvait que se distinguer dans cette partie si intéressante de l'art de guérir, qu'il a voulu, à l'exemple de M.ʳˢ Itard et Saissy, arracher à l'aveugle et avide empirisme ; et nous allons voir dans le mémoire que nous avons encore à faire connaître à l'Académie quelles moissons il a déjà recueillies dans ce champ, depuis si peu de tems défriché.

Dans ce dernier écrit, qui est le complément du mémoire imprimé, l'auteur établit que la membrane tympanique n'est pas absolument nécessaire à l'audition, chose que les veneurs, à qui il arrive quelquefois de la crever sur leurs chiens, sans pour cela les assourdir, nous ont apprise depuis longtems ; et il ajoute que dans un grand nombre de surdités, il faut en sacrifier une partie pour recouvrer l'ouïe ; mais qu'avant tout il faut s'assurer que c'est le mauvais état de cette cloison qui cause l'abolition du sens auditif, et qu'on ne peut raisonnablement en accuser aucune autre partie de l'organe ; car si, par exemple, il y avait comme dans certaines cécités, paralysie des nerfs, il serait bien inutile de pratiquer une opération qui ne pourrait remédier à cette incurable affection de l'existence de laquelle il est des moyens certains d'acquérir la conviction.

M.ʳ Deleau, dans un autre écrit, regrette que l'Art n'ait pas encore découvert, pour conserver et préserver l'ouïe chancelante, des ressources acoustiques, aussi efficaces que le sont les instrumens optiques inventés pour soulager et fortifier la vue affaiblie. Il propose divers expédiens pour bien reconnaître l'état du tympan, tel que son exploration aux rayons obliques d'un soleil brillant, ou son exposition à un bon miroir de réflexion, ou son examen à la faveur d'un verre convêxe d'un grand diamètre et d'un long foyer. Il indique comme une précaution très-utile, de bien nétoyer par des injections, vingt-quatre heures d'avance, le canal auditif et d'y introduire un morceau d'éponge préparée pour le dilater un peu et pour abaisser les poils dont il est semé, ce qui favorise singulièment l'accès de la lumière et des rayons visuels. Il s'assure du degré de sensibilité de la membrane en la touchant légèrement avec un stilet boutonné, mais il ne dissimule pas combien ces investigations sont délicates et quelquefois trompeuses, et il recommande de les appuyer de toutes les circonstances commémoratives qu'il sera possible de recueillir sur ce qui a précédé et amené la perte de l'ouïe.

Dans la supposition où on a pu mettre assez en évidence le tympan, il importe de bien observer le point où s'insère le manche du marteau, afin de l'éviter dans l'acte de la perforation, laquelle doit avoir lieu à la partie la plus inférieure de la membrane.

M.ʳ Deleau n'oublie pas la manière de placer et de fixer la tête de la personne qu'on va opérer, surtout si c'est un enfant. A cette occasion, nous dirons qu'il opère à tout âge, ce qui est très-avantageux pour les jeunes individus sourds et muets à qui on a plus de tems et de facilité à apprendre ensuite à parler, et nous croyons avec lui qu'il n'y avait pas encore d'exemples qu'on eut opéré avant l'âge de 14 ans.

Après qu'il a été reconnu que la surdité ne provient point du mauvais état de la trompe, et que, selon toutes les apparences, c'est celui du tympan qui l'a produite, M.ʳ Deleau se prépare à le perforer. Il se décide aussi à faire cette opération lorsqu'il a acquis la preuve de l'oblitération de la trompe, afin que l'air qui ne peut plus arriver par ce conduit dans l'oreille interne y parvienne et s'y renouvelle par la voie artificielle qu'on lui aura ouverte ; quelquefois aussi il a recours à la perforation pour déblayer plus facilement la trompe engouée de matière et fournir à celle-ci une issue de plus.

M.ʳ Deleau a déjà parlé dans son Mémoire imprimé, des divers instrumens usités pour percer le tympan, et nous avons dit qu'aucun ne lui avait paru convenable pour produire ce pertuis permanent qu'il est essentiel d'y établir. Les aiguilles et les poinçons ne font qu'écarter les mailles du tissu tympanique, et ne laissent qu'un trou d'un moment ; les carlets, y compris nos troscarts ne valent guères mieux, et les ouvertures frangées et à lambeaux qu'ils forment se referment presque aussitôt ; les stylets mousses, quellé qu'en soit la matière, ne pénètrent qu'avec difficulté et douleur, éraillent le tympan, et sans produire une solution de continuité durable, exposent à des accidens plus ou moins fâcheux.

Le meilleur instrument est celui qui agit, en dé-
terminant une perte de substance, à la manière de
l'emporte-pièce, et c'est ce que le docteur allemand
Hᴛᴍʟᴛ avait bien senti, lorsqu'il fit construire sa
petite canule à orifice tranchant comme le bord cir-
culaire de l'outil que nous venons de nommer. Mais
tout ingénieux que paraît cet instrument, on ne peut
presque jamais en faire un bon usage, faute d'une
tension suffisante du tympan ou du point d'appui
absolument nécessaire à l'espèce de térébration qu'on
devait opérer. S'il a réussi quelquefois, ce qui est
très-douteux, ce n'a été que sur des tympans épaissis
ou tendant à l'ossification; encore l'inconvénient et
la nécessité de le rouler entre deux doigts pour le
faire couper, ont-elles dû, dans ces cas mêmes, rendre
son action longue, incertaine et fort incommode.

Mais il est juste de dire que c'est cet instrument,
quelque défectueux qu'il soit, qui a mis le docteur
Deleau sur la voie pour l'invention du sien auquel,
à tous égards, est due la préférence; celui-ci coupe
aussi à la façon de l'emporte-pièce; il agit instanta-
nément et sans que le patient puisse éviter le coup;
c'est un resort caché qui se détend au gré de l'opérateur, et qui pousse soudain l'un contre l'autre
deux petits cercles bien tranchans entre lesquels se
détache net le disque résultant du pertuis du tympan.

Nous ne pouvons en dire davantage sur le mécanisme et la construction de cet instrument si bien
imaginé et pour l'utilité duquel tout a été prévu
avec tant de soin. Il faut en lire la description et en
voir le dessin dans le mémoire même de l'Auteur.

Ce que nous pouvons assurer c'est que l'un de nous en a encore vu l'effet ces jours derniers, sur une petite fille de 9 ans, sourde et muette depuis l'âge de treize mois, et qui immédiatement après l'opération faite sur l'oreille droite, a entendu avec une sorte d'extase l'air d'une tabatière à serinette, et a répété les sons inarticulés qu'on a fait retentir doucement à son oreille. Il a fallu aussi déboucher et déterger la trompe du même côté, et on a eu lieu de s'étonner de la quantité de matières diversement épaissies et colorées que les injections ont amenées par l'ouverture artificielle du tympan. Cette cure si bien commencée va se continuer, et sans doute que la famille de la jeune personne engagera M.ʳ Deleau à l'achever et parfaire sur l'autre oreille.

En voilà assez pour faire connaître à l'Académie le mérite et l'importance du traitement spécial auquel se livre M.ʳ le docteur Deleau, et pour faire désirer que ce médecin si recommandable trouve dans la confiance publique et dans l'estime des amis de l'humanité la récompense de son zèle et de ses utiles et intéressans travaux.

Signé PELLETAN ; PERCY, rapporteur.

L'Académie approuve le rapport et en adopte les conclusions.

Certifié conforme :

Le Secrétaire perpétuel, conseiller d'Etat, commandeur de l'Ordre royal de la Légion d'honneur,   *Signé* CUVIER.

Qu'elle est pénible la position d'une mère qui voit, de jour en jour, son enfant grandir, tous ses organes se développer, excepté ceux de l'ouïe et de la parole!... Vous qui n'avez pas vécu avec cet être disgracié de la nature, pouvez-vous avoir une idée des angoisses que cette tendre mère ressent? Si vous saviez que le langage d'un sourd-muet ne consiste qu'en gestes souvent très-imparfaits; que le rire n'affecte que ses yeux et n'est souvent pour lui qu'une cause de tristesse, puisqu'il en ignore le sujet; que c'est en vain qu'on profère les noms qui expriment les affections les plus douces de la nature, ils lui sont entièrement étrangers; que pour lui les sons les plus mélodieux qui nous font éprouver de si grandes émotions, n'existent pas etc.; vous partageriez les peines de ces infortunés parents, et vous diriez : *N'y a-t-il donc pas de moyen de lui rendre l'ouïe?* S'il n'est pas possible d'y parvenir chez tous les sourds, quelques-uns néanmoins peuvent jouir de ce bienfait. N'y en eût-il qu'un seul sur trente, cherchons-le parmi ses semblables; tâchons de lui procurer cet avantage inappréciable.

L'art peut venir surtout au secours de ces individus qui perdent l'ouïe et la parole dans le courant de leurs premières années, dont l'état n'est pas moins affligeant que celui du sourd-muet de naissance. Que dis-je? l'un est peut-être plus malheureux encore que l'autre. Le premier a souvent fait entendre sa voix articulée; souvent il a su la moduler, converser avec ses semblables; mais, une fois privé de l'ouïe, il a perdu le moyen d'étendre ses connaissances; il est privé de la perfectibilité, cette noble prérogative de l'homme ; ses privations doivent être d'autant plus douloureuses que ses jouissances ont été plus vives et de plus longue durée.

Avant de faire l'histoire des infortunées que nous avons eu le bonheur de soustraire à la surdi-mutité, nous pensons devoir jeter un coup d'œil rapide sur les observations que l'on a faites à l'occasion d'individus que l'on dit avoir obtenu le même avantage, soit par les secours de l'art, soit par un bienfait de la nature.

Un sourd-muet, âgé de vingt-quatre ans (le sourd-muet de Chartres), recouvra inopinément l'ouïe, après un léger écoulement d'oreille. Trois mois après, dit-on, il commença à parler, s'étant instruit lui-même, à force de répéter tout ce qu'il entendait. Cette observation était trop remarquable pour ne pas fixer l'attention ; aussi s'empressa-t-on de questionner ce fortuné jeune homme sur plusieurs points, pour savoir si l'ame forme elle-même ses idées, ou s'il y en a d'innées. On devine bien les réponses que l'on obtint. Quand bien même cet individu aurait eu des perceptions sur ces choses métaphysiques, il lui aurait été impossible de les exprimer, parce qu'il était loin d'être familiarisé avec le langage oral après un laps de tems si court.

Mieux eût valu sans doute rechercher comment cette guérison singulière s'est opérée, les changemens sur-venus dans les organes auditifs ; décrire les progrès de la parole, etc., afin d'utiliser ce fait, qui n'est vraiment que curieux.

Nous ferons le même reproche à R i o l a n qui rapporte, comme on sait, l'observation d'un sourd qui a entendu, après s'être percé le tympan avec un cure-dent. Pourquoi dans ce cas encore, ne pas remonter à la source de la surdité? Il importait beaucoup de savoir si la cause de cette infirmité avait son siège sur le tympan ou dans la trompe d'Eustache. Ce fait a donc encore été perdu pour la science; il était cependant très-propre à donner de grandes idées sur les moyens à employer contre beaucoup de surdités.

Nous nous croyons fondés à pouvoir reléguer ces observations et plusieurs autres que nous pourrions citer, avec les suivantes qui sont des guérisons opérées par le hazard ou l'empirisme.

Un jeune portugais recouvre l'ouïe à l'âge de douze ans, par l'effet d'un séton placé à la nuque qui, selon le médecin, aide à *dessécher les humidités de la tête.* Une espagnole âgée de 20 ans, était sourde et muette, par paralysie de l'oreille et de la *langue :* on trouve celle-ci *un peu plus épaisse que dans l'état ordinaire ;* en conséquence, des moxas sont opposés à ces causes de surdi-mutité, et opèrent la guérison; la langue est *rendue plus mobile et moins épaisse.* Peut-on s'égarer de la sorte !

Un soi-disant médecin guérissait les sourds, en introduisant dans le conduit auditif, une eau qui déterminait une violente inflammation, bientôt suivie de suppuration. Ce remède était employé sans examen

préalable ; il suffisait d'être sourd pour qu'il fût
indiqué. L'électricité et le galvanisme ont eu aussi
leur vôgue et ont été souvent employés avec aussi
peu de réflexion.

Voilà assez de citations pour montrer le ridicule
des traitemens empiriques opposés à la surdité. Nous
sommes trop éloignés de ces tems où chaque infirmité
avait son remède propre, pour applaudir à de telles
cures, quand bien même ils réussiraient quelquefois.
Aujourd'hui nous exigeons des travaux plus rationnels ; c'est en explorant autant que faire se peut,
toutes les parties de l'organe que l'on veut médica-
menter, qu'on parvient à trouver des indications
thérapeutiques. Telle est la marche que doit suivre
celui qui veut éviter le reproche d'opérer sans avoir
acquis toutes les connaissances mises au jour par
les *Médecins auriculaires* qui ont donné ; depuis
peu, une nouvelle impulsion à la science. Avant eux,
on n'avait eu recours qu'à de vieilles routines, encore
trop suivies par la plûpart des médecins : Vésicatoires,
sétons, médicamens irritans ou toniques introduits
dans le conduit auditif, voilà tout ce que l'on savait
faire ; à peine songeait-on à explorer l'oreille externe!
Nous avons même vu, dans ces derniers tems, des
chirurgiens se plaindre du peu de succès de l'opération de la perforation du tympan, qu'ils mettaient
en pratique, sans avoir fait un examen préalable des
conduits d'Eustache et des caisses du tambour. Une
telle assertion ne peut certainement déprécier cette
opération que près des gens superficiels.

Des médecins que nous nommons *Auriculaires*,

ont rapporté des guérisons de surdi-mutité ; mais leurs observations sont-elles complettes ? Nous osons répondre que non : une, peut-être, l'aurait été, (1) mais le malheur a voulu que le sujet succombât quelque tems après avoir trouvé l'ouïe et le moyen d'expression qui est intimement lié à ce sens.

Monsieur Saissy fait l'histoire d'un sourd-muet âgé de 19 ans, qu'il a traité : ce médecin rapporte bien quelle était la cause de la surdité ; les moyens employés pour la détruire sont rationnels, mais quels renseignemens nous donne-t-il sur le développement de l'ouïe et de la parole ? Aucun. Il nous semble cependant qu'il était très-intéressant d'apprendre comment des organes engourdis par dix-neuf ans d'inaction, se sont pliés à leur destination naturelle.

Enfin, pour terminer toute citation, nous dirons que nous n'avons lu nulle part des détails précis sur le développement de la parole, chez des individus avancés en âge, et nous ajouterons, qu'on n'a établi jusqu'à présent aucune méthode pour favoriser le développement des organes vocaux. Que l'on ne dise pas : Celui qui entend bien doit apprendre à parler. Nous répondons qu'un allemand, un anglais, qui déjà parlent une langue et qui par conséquent sont très-supérieurs à un sourd-muet, ne parviennent à parler français qu'avec peine, n'acquièrent qu'une prononciation désagréable, une locution vicieuse ; défauts dont ils ne se corrigent que quand, à force

---

(1) Observation rapportée par M.ʳ ITARD.

de travail et d'exercice, ils sont bien pénétrés des principes de notre langue et de notre prosodie. (1) Bien convaincu de cette vérité, qui est palpable pour tout le monde, nous avons établi une méthode dont les succès ont répondu à notre attente.

PREMIÈRE OBSERVATION.

Fifine R H O T, de Nancy (Meurthe), était sourde et muette depuis ses premières années, par obstruction des trompes d'Eustache, accompagnée d'une inflammation chronique des caisses du tambour. (2) L'âge de cette enfant (9 ans), le caractère de sa surdité, sa docilité à suivre un traitement, et surtout la proposition que ses parens nous firent de la mettre près de nous, nous engagèrent à traiter sa surdité et à aider le développement de l'ouïe et de la parole, selon toutes les règles que nous avons établies dans notre premier Mémoire. Ce sujet était neuf et intéressant ; nous étions curieux de prouver par plusieurs exemples, que les sourds-muets qui recouvrent l'ouïe, ne sont pas, comme on le pense, très-portés à apprendre à parler. Nous avons déjà avancé cette proposition, et nous avons dit que l'on rencontre peu de personnes assez patientes pour remplir cette tâche. Les parens même, qui, en général, sont doués d'une

---

(1) Voyez dans notre 1.er Mémoire nos considérations sur le développement de l'ouïe et de la parole.

(2) On peut lire le traitement employé, dans notre deuxième Mémoire présenté à l'Académie des Sciences, le 9 décembre 1822.

si bonne volonté, ne réussiront jamais que très-im-parfaitement, à moins qu'ils ne se rappellent bien la marche qu'ils ont suivie pour apprendre à parler dans le bas âge à des enfans ordinaires.

Après quelques semaines de traitement, Fifine Rhot commença à percevoir les sons simples avec assez de facilité; mais eut-elle de suite la conscience des sons composés, surtout des sons vocaux? L'enfant, comme on le pense, ne pouvait le manifester, par la répétition de ces mêmes articulations; c'est ce qui nous a porté à nous faire cette question et à réfléchir sur l'observation suivante : » Un enfant avait passé sa première année en province, dans un village : apporté à Paris, au bout de plusieurs mois il commença à proférer des mots patois. » Cette observation répond à notre question et nous porte à dire : Quoique les sons articulés arrivent sur les nerfs auditifs et soient transmis au cerveau, il faut, avant que cet organe puisse les transmettre vers le système vocal, qu'il s'habitue à ces impressions, que la mémoire s'en saisisse et que le jugement les classe. Nous croyons avoir plusieurs fois observé chez des sourds-muets qui venaient de trouver l'ouie, le tems où se faisait ce travail : il était marqué, par leur silence, leur air triste et rêveur qui semblaient faire un contraste avec leur nouvel état. Un sourd-muet instruit dans l'art de l'abbé de l'Epée, à qui on rendrait l'ouïe, pourrait dire si nos observations sont justes.

Revenons à notre observation, et pour faire bien apprécier la marche qu'a suivie le développement de l'ouïe et de la parole, examinons successivement

ce qu'ont été chez la jeune R н о т , 1.° l'audition ;
2.° l'attention ; 3.° l'auscultation ; 4.° la mémoire des
sons et des articulations ; 5.° enfin , la faculté de parler.

L'Audition chez cette enfant n'est peut-être pas
ce que l'on pourrait désirer qu'elle fût ; cependant ,
combien elle s'est développée ! L'oreille qui n'était
sensible qu'aux bruits les plus forts , perçoit maintenant les sons vocaux et les articulations ; ce qui
prouve qu'elle est juste , chose essentielle pour apprendre à parler , car nous avons vu des personnes
entendre de beaucoup plus loin que celle qui nous
occupe , ne pouvoir saisir le langage articulé.

Dans les premiers tems de l'opération , ce ne fut
pas sans peine que notre élève dirigea son attention
vers les nouveaux organes qu'il venait d'acquérir.
Aujourd'hui on voit encore que cette nouvelle faculté
demande un certain travail de la part de l'organe
censorial , pour présider , pour ainsi dire , à la faculté
auditive , tandis qu'elle se porte avec une facilité remarquable vers les organes de la vue. Cette circons-
tance déjà observée par les physiologistes , leur a fait
dire que les sourds gagnent du côté de la vision ce
qu'ils perdent du côté de l'ouïe. Cependant , on se
tromperait si l'on pensait que ces individus voyent
à une plus grande distance que ceux qui entendent ;
non , leur vue a en général la même portée , mais
il est vrai de dire qu'étant très-habitués à diriger leur
attention du côté de ce sens , ils sont prompts à saisir
les gestes , les moindres mouvemens , et surtout les
sentimens intérieurs qui se peignent sur la face.
Examinez ce jeune muet converser par signes , vous

serez étonné de le voir saisir d'un coup-d'œil un mot, une phrase, et même une période. Sa figure expressive vous indique qu'il sait lire sur les nôtres, et deviner ce qui se passe en nous.

D'après ces considérations, il ne faut pas s'étonner si *Fifine* Rhot, quoiqu'ayant retrouvé l'ouïe, oubliait souvent d'écouter, parce que, pour écouter, il faut prêter l'attention, faculté qui, comme nous venons de le voir, a besoin, pour être portée facilement sur un organe, d'un exercice qui ne s'acquiert qu'après un certain laps de tems, et un travail plus ou moins pénible.

L'Auscultation ou *la volonté présente dans l'audition*, n'est pas ce que l'on pourrait croire chez le sourd-muet. Vous pensez que le grand bonheur d'entendre, si désiré par celui qui a perdu l'ouïe à un âge avancé, a pour lui un attrait continu : eh bien, vous vous trompez. *Fifine* Rhot, déjà âgée de 9 ans, trouve qu'il est plus pénible d'écouter et de répéter ce qu'elle vient d'entendre que de faire des signes ; elle ne conçoit pas pourquoi on veut lui faire changer de langage : elle était gaie et contente du sien ; aussi oublie-t-elle souvent qu'elle entend et parle, ce qui nous force parfois de réprimer ses gestes, soit par des récompenses, soit par des privations. Si on y réfléchit bien, on verra que cela n'est pas aussi surprenant qu'on se le figure : nous ne nous livrons à un travail pénible et de longue durée, que quand nous en éprouvons un besoin présent ou à venir ; le sourd-muet ne croit pas avoir le besoin présent de parler, parcequ'étant sous les yeux de ses parens, il peut se faire comprendre ; quant à l'avenir, il n'y pense pas, parce que son éducation est trop bornée : c'est un enfant qui commence à apprendre le latin, ou une autre langue étrangère,

La faculté de se rappeller les Sons et les Articulations, a exigé de notre élève un travail extrêmement pénible ; nous ne savons si nous voulons en accuser sa mémoire ou le défaut d'habitude où il était d'exercer l'audition ; toujours est-il qu'il lui a fallu beaucoup de tems dans le principe, pour apprendre quelques mots, de manière à pouvoir indiquer le lendemain les objets qu'ils désignent. Ce n'est que quand il a commencé à lire, que la mémoire des sons a pris du développement ; ensuite il est parvenu, non sans peine, à réunir des articulations, puis insensiblement il a appris des phrases que nous lui faisions écrire et lire à plusieurs reprises.

Si on réfléchit bien aux difficultés que nous avons éprouvées pour développer chez une jeune sourde-muette, la faculté de percevoir *avec justesse* tous les sons articulés de notre langue, on devine combien il nous a fallu de travail pour lui apprendre à *parler*. Disons d'abord ce que l'on doit entendre par ce dernier mot, puis nous exposerons la marche que nous avons suivie.

En Allemagne, un enfant s'était occupé à faire prononcer quelques syllabes à un chien barbet ; encouragé par ses premières épreuves, il parvint à lui apprendre une quarantaine de mots, que l'animal répétait à volonté : tout le monde sait qu'il est facile

d'obtenir le même résultat en instruisant les perro-
quets, les étourneaux, etc.

Si l'on dit que ces animaux parlent, nous le voulons bien ; mais il nous semble qu'il est plus juste de
dire qu'ils prononcent quelques mots. *Parler*, selon
nous, *c'est prononcer toutes les articulations qui
entrent dans la composition d'une langue.* Ce n'est
pas parler une langue, mais c'est avoir acquis ce qu'il
y a de plus difficile, puisqu'il ne s'agit plus ensuite
que de se rappeller comment ces articulations sont
combinées pour former les mots, les phrases, etc.
D'après ces idées, nous nous sommes principalement
appliqués à faire prononcer à notre élève, les sons
simples et les composés, divisés comme il suit :

1.° *Sons simples ou voyelles.*

A, e, é, i, o, u, eu, ou, an, ain, on, eun...

2.° *Sons doubles composés de deux voyelles.*

Toutes les diphthongues. Exemple : ai, ié; oi,
etc., etc.

3.° *Sons composés de voyelles et de consonnes.*

A. — Les voyelles précédées d'une consonne.
Exemple : *ba, bé, bi,* etc.

B. — Les consonnes devant les voyelles nasales.
Exemple : *ban, ben, bin,* etc.

C. — Les consonnes devant les diphthongues.
Exemple : *bai, bié, bian,* etc.

D. — Toutes les voix simples et les diphthongues
précédées de deux et trois consonnes. Exemple :
bsa, fra, psta, etc., etc.

E. — Enfin, une et souvent deux consonnes pré-

(27)

cédées des voix simples et des diphthongues. Exemple:
ab, *eb*, *eub*, *orf*, etc.

Nous n'avons pas cru devoir développer ces ta-
bleaux, parce que chacun peut facilement se les
représenter, et en même tems se convaincre qu'ils
comprennent toutes les syllabes de notre langue.
Au fur et à mesure que notre élève parvenait à apprendre ces sons, nous avions soin de lui nommer
et de lui écrire des mots qui les renferment, repré-
sentant des objets que nous soumettions à sa vue;
par exemple, sitôt qu'elle sut prononcer *ba* et *on*,
nous lui montrâmes qu'en ajoutant le signe *t*, on
formait *bâ-ton;* avec les syllabes *fi* et *ne*, il lui
était facile de représenter son nom, *Fifine*. Telle a
été la marche qui nous a semblé la plus simple et
la plus facile à suivre pour graver les sons dans sa
mémoire et l'encourager à les répéter souvent. En
moins de huit mois, elle a su lire et prononcer tous
les mots de notre langue, ce qui, nous le pensons,
est la meilleure preuve que notre méthode est bonne,
puisqu'il n'est pas rare de voir des enfans de cinq à
six ans qui ne peuvent pas encore prononcer les
syllabes où se trouve la consonne R, et d'autres de
7 ans et plus, qui ne savent pas encore syllaber.
Il est vrai de dire aussi qu'il est encore des maîtres
assez bornés pour les faire épeler. (1) Quoique nous
donnions notre méthode comme très-bonne, elle
n'évite pas les peines et les soins qu'il faut prendre

---

(1) Voyez pour plus de développemens, mon premier Mémoire,
pages 168 et suivantes.

pour rendre la prononciation la moins vicieuse possible. Si nous nous plaignons souvent d'entendre des
allemands substituer des *t* à des *d*, des *p* à des *b* ;
si nous plaisantons sur la prononciation des anglais,
quand ils parlent français, combien n'y aurait–il pas
à dire sur la prononciation d'un-sourd–muet qui a
trouvé l'ouïe dans un âge avancé? Elle est lente,
sourde, gênée ; on voit que les organes ne se meuvent,
pour ainsi dire, qu'en tâtonnant ; les sons qu'ils
rendent sont souvent entrecoupés : peu d'inflexions
de voix, et il n'est pas besoin de le dire, il n'y a
point de *prosodie*. Voilà ce qu'on n'a pas exposé,
quand on a prétendu avoir guéri des sourds. Quant
à nous, nous ne craignons pas de mettre au jour
ce que nous observons, parce que nous aurons tou–
jours à répondre : *Faites–nous connaître des moyens
qui nous conduisent à des résultats qui surpassent
ceux que nous obtenons*, ou, si vous ne vous contentez
pas d'entendre une voix rauque chez un sourd, gardez–
le tel qu'il est.

Parlons de la locution : *Fifine* R HOT sait main–
tenant une grande quantité de mots ; elle a déjà
meublé sa mémoire de beaucoup d'adjectifs, de
pronoms ; elle emploie le verbe *être* à plusieurs tems,
et forme des phrases assez compliquées ; celles–ci, par
exemple : *Aujourd'hui je suis méchante.* — *Hier
Fifine a été à l'église.* — *Dieu est bon ; il aime
Fifine.* — *Demain le tems sera beau.* — *Catherine
est ma sœur*, etc.

Malgré ces petites connaissances, elle éprouve
encore une grande peine pour s'exprimer, quand

elle a à répondre à des personnes qu'elle n'a pas l'habitude de voir, parce qu'elles la questionnent d'une manière compliquée, ou elles employent des mots qu'elle ne connait pas encore. Son embarras est celui d'un jeune latiniste qui n'a qu'une année d'étude; si on forçait celui-ci à parler latin, il ferait des réponses et s'exprimerait d'une manière aussi embarrassée qu'elle le fait en français. Si on réfléchit que la jeune R H O T a de la gêne dans la prononciation, l'ouïe peu fine et peu d'habitude de s'exprimer par la parole, on doit même s'étonner qu'elle puisse soutenir cette comparaison que nous faisons afin qu'on se représente bien son état, et qu'on ne pense pas qu'en dix mois elle pouvait apprendre à parler une langue ; elle en sait les élémens, c'est beaucoup ; ses parens peuvent faire le reste.

Quand il s'agit de lire et d'expliquer par signes ce qu'elle comprend, on s'aperçoit que sa mémoire est mieux garnie de mots qu'on n'aurait pu le penser en l'entendant parler. Il en est de même, quand on se met à sa portée, en lui adressant la parole. On lui dit une chose, elle la comprend ; mais s'il eût fallu qu'elle la dît elle-même, sa mémoire aurait été en défaut. C'est encore ce que nous voyons, quand on commence l'étude d'une langue : on fait facilement une version, on comprend ce que l'on dit ; mais il n'en est pas de même pour répondre, ou pour traduire de la langue qu'on sait, dans celle qu'on veut apprendre. D'après toutes ces considérations, on devine ce qui reste à faire pour la jeune R H O T ; le voici : Il faut avoir soin qu'elle lise, qu'elle parle beaucoup et surtout qu'elle s'habitue à une prononciation nette, point qu'elle néglige, comme le font tous les enfans, elle surtout, qui croit que parler promptement est le *nec plus ultrà* des connaissances qu'elle doit acquérir.

Nous nous croyons en droit de conclure de cette observation : 1.° Que les demi-sourds qui, souvent restent muets, peuvent apprendre à parler, si on les instruit de la manière que nous avons indiquée, (nous nous chargeons de le prouver d'une manière péremptoire, après avoir néanmoins exploré leur état); 2.° Qu'un sourd–muet à qui on rendra l'ouïe dans un âge avancé, n'aura jamais qu'une prononciation rude, embarrassée, et qu'il n'apprendra que peu de chose, si on ne s'applique pas à l'instruire.

DEUXIÈME OBSERVATION. (1)

Cette observation nous rappelle des scènes vraiment ravissantes que nous allons exposer dans l'ordre qu'elles se sont présentées, en supprimant tout ce qui sera étranger à la jeune fille qui en fait le sujet ; car il y aurait trop à dire si nous voulions rapporter les sensations que cette charmante enfant fit éprouver à tous les assistans au moment où elle recouvra l'ouïe.

Florine Vinot, âgée d'onze ans, de Luzarche, (Seine et Oise), fut attaquée à l'âge de dix mois, d'une maladie convulsive, qui, au dire de ses parens,

---

(1) Voyez ci-devant, le rapport fait à l'Institut.

lui occasionna une maigreur extrême , et une surdité complette, suivie de la perte de la parole.

(Cette cophose date-t-elle de cette époque? on sait que beaucoup de parens élèvent des enfans sourds jusqu'à cet âge, sans s'apercevoir qu'ils ont cette infirmité). Cette jeune fille nous fut présentée à Paris, le 3 décembre 1822 ; (1) dès le lendemain elle fut soumise au traitement indiqué dans le rapport fait à l'Académie des Sciences.

Nos premières tentatives pour explorer l'organe auditif, furent, comme on le pense, un peu douloureuses pour un enfant, idole de ses parens, qui n'avait jamais éprouvé la moindre contrariété. Aussi désirait-elle se soustraire aux petites douleurs que nous lui faisions endurer ; elle nous repoussait avec crainte, et s'éloignait, en indiquant la route de son lieu natal.

Mais que la scène fut différente sitôt que son oreille gauche fut ouverte aux sons! Elle cessa de pleurer , nous marqua sa reconnaissance en nous embrassant , tourna ses regards étonnés vers toutes les personnes qui étaient présentes , comme si elle arrivait dans un monde nouveau ; et sa figure exprima d'une manière que nous ne pouvons dépeindre , les changemens qui s'opéraient en elle. Nous saisîmes ce moment pour faire arriver à son oreille les sons mélodieux et doux d'une tabatière harmonique ; aussitôt cette char—

---

(1) Chaque année nous faisons un séjour dans cette ville qui renferme beaucoup de sourds , afin d'observer le plus possible les maladies de l'oreille.

mante enfant tomba, pour ainsi dire, dans un ravis-
sement extatique qui émut tous les spectateurs, leur
arracha des larmes, et fit dire à une jeune dame :
Ah! qu'elle est belle! si j'étais peintre! Dès ce
moment cette jeune fille suivit toutes nos volontés et
supporta les douleurs avec un courage rare chez un
individu de son âge. Elle demanda même à être opérée
de suite de l'oreille droite; mais nous ne nous rendîmes
à ses désirs que le troisième jour suivant (6 décembre).
Le succès fut le même pour cette oreille : *Florine*
en éprouva une grande joie, mais elle fut moins
émue; elle se livra encore à toutes nos expériences
qui, comme on le pense bien, ne consistèrent qu'à
lui faire entendre des sons peu intenses, qu'elle
écoutait toujours avec une joie qui enchantait les
personnes qui l'observaient. Ces expériences furent
répétées par Messieurs les médecins Bbicheteau,
Sarlandière, Jacob; Messieurs Armand-Séville,
Déligny, trésorier de la Société royale académique
des Sciences, et beaucoup d'autres personnes.

Le bruit des voitures et les cris que l'on ne peut
éviter dans Paris, occasionnèrent de légers spasmes
à notre nouvelle opérée; elle en était triste, au
point que son estomac en fut irrité pendant quelques jours; il nous était cependant facile de la tirer
de ses rêveries; il ne fallait pour cela que le timbre
d'une montre, les sons du forté, etc. Ces sons lui
étaient agréables : il n'en était pas de même de ceux
de la harpe et de la musette.

Le 8 décembre, elle s'avisa de frapper sur un
carreau de verre; elle fut tellement effrayée du bruit

qui en retentit, qu'elle recula de plusieurs pas ; on eût dit qu'elle venait d'entendre une pièce de canon que l'on aurait tirée à peu de distance. Elle imita l'aboiement d'un chien, la première fois que ce cri parvint à son oreille. Tout le tems qu'elle resta sous nos yeux, chaque jour, chaque heure, elle éprouvait de nouvelles surprises et nous en faisait part.

De retour à Luzarche, son lieu natal, quelle fut sa joie en entendant resonner des corps qui, depuis son enfance, avaient toujours été muets pour elle ! Son étonnement fut si grand qu'il semble qu'elle n'espèrait pas entendre en arrivant dans son pays, les bruits et les sons qu'elle percevait à Paris.

Le 12 février, on nous écrivit de Luzarche : « Voici des notes concernant l'aimable *Florine*, » qui ne sont pas sans intérêt. Elle entend très-bien ; » quoiqu'éloignée de la boutique, elle avertit quand » on entre ; la musique l'enchante ; elle danse et » module des airs, surtout *J'ai du bon tabac*, etc. » Elle prononce très-distinctement : *Bon jour papa;* » *tabac ; pot ; bois ; épingle ; chien ; chat ; pelle-* » *à-peu*, pour pelle à *feu ; prère* pour *frère*, et » plusieurs autres mots. »

On voit qu'elle commence à former sa prononciation.

Le 24 février, son père nous adressa la lettre suivante :

MONSIEUR,

« Nous suivons pas à pas les progrès que l'ouïe fait chez ma chère fille. Si j'ai tardé à vous écrire, c'est que j'ai voulu attendre qu'elle prononçât les noms des objets les plus près de son affection, pour vous assurer de la réussite de votre opération et vous donner la même satisfaction que celle que j'éprouve.

» Depuis dix ans, je gémissais sur le sort de mon enfant, et n'espérais pas qu'un jour l'art viendrait au secours de la nature pour lui rendre l'ouïe. Heureusement j'ai été trompé; ma Florire entend!

(Nous croyons devoir supprimer ce qui suivait).

» *Signé* Vinot. »

Enfin, voici un extrait de la dernière lettre qui nous a été adressée :

Luzarche, le 28 avril 1823.

« Monsieur,

» Je vous donne les renseignemens suivans touchant ma sœur, parce que mon père est en voyage. Elle entend de mieux en mieux les sons harmonieux de sa boëte à musique, ainsi que les cloches et le tambour.

» Les mots qu'elle prononce le plus distinctement, sont : *Bon jour; bon soir papa et maman; tante, frère, pomme, couteau, bouteille; j'ai faim; Maman, frère a faim,* etc. (Suivent une quarantaine de mots et de petites phrases que nous ne croyons pas utiles de transcrire).

» *Signé* Vinot, fils. »

Nous croyons être le seul qui, jusqu'à présent, ait obtenu des résultats aussi satisfaisans : aussi nous n'avons pas hésité à les publier afin d'appeler l'attention des médecins sur ce genre d'étude trop négligé, ainsi que celle des parens qui ont des enfans sourds.

Nous pensons ne pouvoir mieux terminer notre mémoire qu'en faisant des vœux pour que les Gouvernemens établissent, comme en Angleterre, des Dispensaires pour les maladies de l'oreille ; c'est là le seul moyen de faire faire des progrès à cette branche de l'art de guérir qui, nous osons l'affirmer, est restée dans l'enfance, parce que les médecins auriculaires n'ont pu jusqu'à présent réunir un grand nombre de sujets pour les soumettre à des traitemens suivis et comparés.

Duo sunt præcipui medicinæ
Cardines, ratio et observatio.

BAGLIVI.

F I N.